A Ansiedade de cada dia

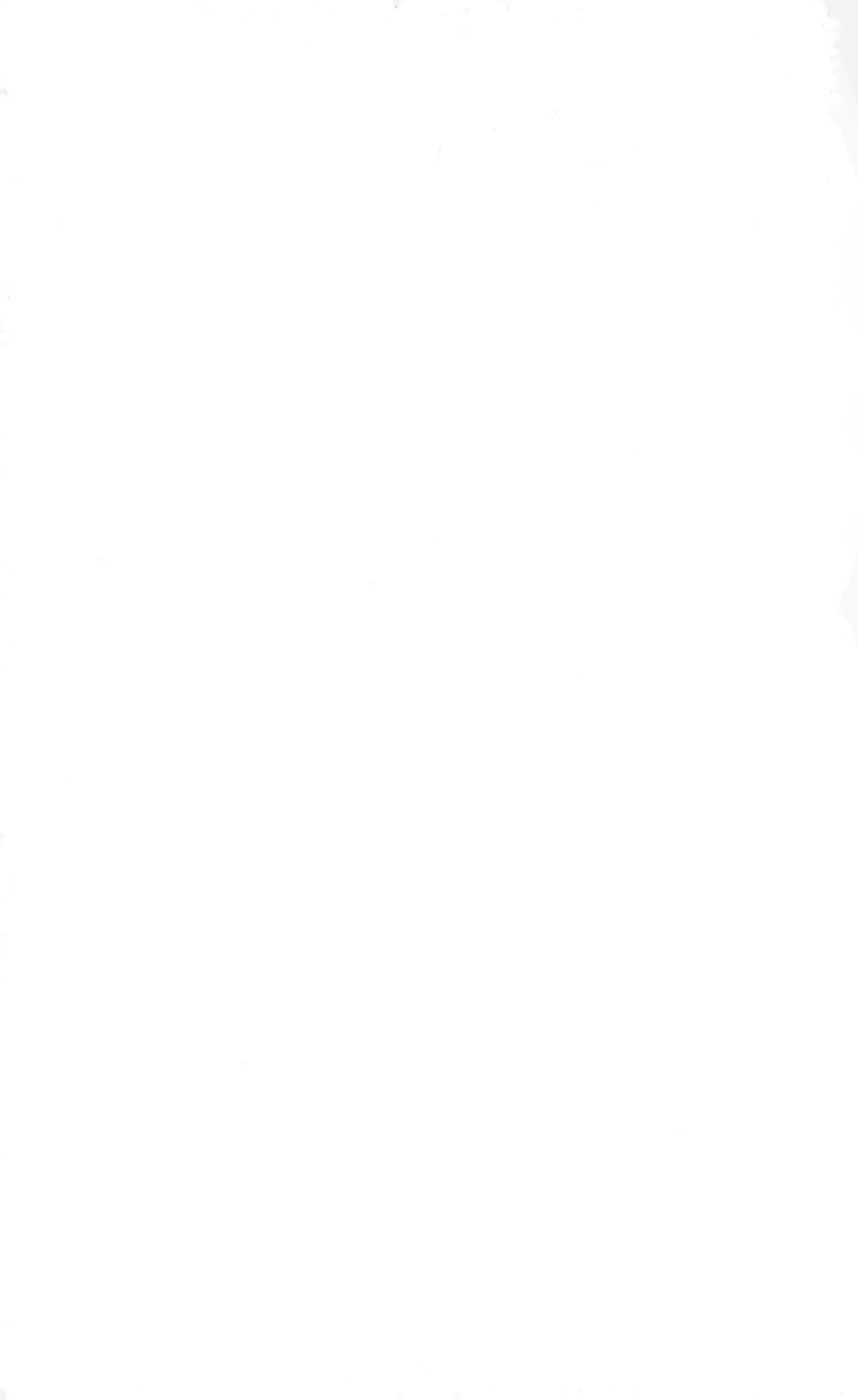

A Ansiedade de cada dia

Dicas

Claus Oliva

DEDICATÓRIA

Para todos aqueles que lutam contra a ansiedade, este livro é dedicado a vocês. Que as dicas e conselhos aqui presentes possam ajudá-los a encontrarem a paz interior e a felicidade que merecem. Lembre-se sempre: você não está sozinho em sua luta. Há muitas pessoas que se importam com você e estão dispostas a ajudá-lo. Boa sorte em sua jornada!

Por uma vida melhor!

SUMÁRIO

AGRADECIMENTOS

Gostaria de expressar minha sincera gratidão a todos aqueles que contribuíram para a realização deste livro. Agradeço a minha família e amigos por seu bem e apoio inabaláveis. Agradeço aos meus editores e revisores por seus comentários e sugestões valiosas. Agradeço a todos os profissionais que trabalharam nos bastidores para tornarem este livro possível. E, finalmente, agradeço aos meus leitores por sua dedicação e interesse em meu trabalho. Sem vocês, este livro não seria possível. Agradecido!

1
INTRODUÇÃO À ANSIEDADE

1.1 O que é ansiedade?

A ansiedade é uma resposta natural do corpo a situações de perigo ou estresse. É uma emoção que todos experimentamos em algum momento da vida e pode ser considerada uma reação normal diante de desafios ou ameaças. No entanto, quando a ansiedade se torna excessiva, persistente e interfere nas atividades diárias, ela pode se transformar em um transtorno de ansiedade.

O transtorno de ansiedade é caracterizado por preocupações intensas e persistentes, acompanhadas por sintomas físicos como taquicardia, sudorese, tremores e dificuldade para respirar. Esses sintomas podem ser tão intensos que interferem na capacidade da pessoa de funcionar adequadamente no trabalho, nos estudos ou nos relacionamentos.

É importante ressaltar que a ansiedade não é apenas uma sensação emocional, mas também tem um impacto significativo no corpo físico. Quando estamos ansiosos, nosso sistema nervoso simpático é ativado, o que leva ao aumento da frequência cardíaca, dilatação das pupilas e liberação de hormônios do estresse como o cortisol.

Embora a ansiedade seja comumente associada a sentimentos negativos, ela também pode ter um lado positivo. Em situações de perigo real, a ansiedade nos prepara para enfrentar ameaças e tomar medidas necessárias para garantir nossa segurança. Portanto, em níveis moderados, a ansiedade pode ser benéfica e até mesmo motivadora. No entanto, quando a ansiedade se torna crônica e desproporcional às circunstâncias reais, ela pode se tornar um problema. O transtorno de ansiedade generalizada, por exemplo, é caracterizado por preocupações excessivas e persistentes sobre várias áreas da vida, mesmo quando não há motivo aparente para isso.

1.2 Tipos de ansiedade

Existem vários tipos de transtornos de ansiedade, cada um com características específicas. Além do transtorno de ansiedade generalizada mencionado anteriormente, outros tipos comuns incluem o transtorno do pânico, a fobia social e o transtorno de estresse pós-traumático.

O transtorno do pânico é caracterizado por ataques súbitos e intensos de medo ou desconforto intenso, acompanhados por sintomas físicos como palpitações cardíacas, falta de ar e sensação de desmaio. Esses ataques podem ocorrer sem aviso prévio e causar grande angústia à pessoa que os experimenta.

A fobia social é caracterizada pelo medo intenso e persistente de situações sociais em que a pessoa teme ser julgada ou humilhada pelos outros. Isso pode levar a evitar encontros sociais ou a enfrentá-los com grande ansiedade.

O transtorno de estresse pós-traumático ocorre após a exposição a um evento traumático, como um acidente grave, violência ou guerra. A pessoa pode experimentar flashbacks do evento traumático, pesadelos recorrentes e evitação de situações que possam lembrá-la do trauma.

Além desses tipos específicos de transtornos de ansiedade, também existem outras condições relacionadas à ansiedade, como o transtorno de ansiedade de separação em crianças, o transtorno de ansiedade social específica e a agorafobia.

1.3 Causas da ansiedade

A ansiedade pode ser causada por uma combinação de fatores genéticos, ambientais e psicológicos. Pessoas com histórico familiar de transtornos de ansiedade têm maior probabilidade de desenvolver a condição. Além disso, certos traços de personalidade, como tendência à preocupação excessiva ou perfeccionismo, podem aumentar o risco de desenvolver ansiedade.

Eventos estressantes da vida, como divórcio, perda de emprego ou morte de um ente querido, também podem desencadear ou piorar a ansiedade. Traumas na infância, como abuso físico ou emocional, também estão associados a um maior risco de desenvolver transtornos de ansiedade na vida adulta.

Além dos fatores genéticos e ambientais, os processos neuroquímicos no cérebro também desempenham um papel importante na ansiedade. Desequilíbrios nos neurotransmissores do cérebro, como serotonina e noradrenalina, podem contribuir para o desenvolvimento do transtorno de ansiedade.

É importante ressaltar que cada pessoa é única e as causas da ansiedade podem variar amplamente entre os indivíduos. O tratamento eficaz da ansiedade geralmente envolve uma abordagem multidimensional que leva em consideração todos esses fatores.

Referências: APA (American Psychiatric Association). (2013). Diagnostic and statistical manual of mental disorders (5th ed.). Arlington: American Psychiatric Publishing. - National Institute of

Claus Oliva

Mental Health. (2020). Anxiety Disorders.

Recuperado de:

https://www.nimh.nih.gov/health/topics/anxiety-disorders/
index.shtm

2
COMPREENDENDO A ANSIEDADE NO DIA A DIA

2.1 Identificando gatilhos de ansiedade

Identificar os gatilhos de ansiedade é um passo fundamental para lidar com esse problema de forma eficaz. Os gatilhos são situações, pensamentos ou eventos que desencadeiam a ansiedade em uma pessoa. Eles podem variar de pessoa para pessoa, pois cada indivíduo tem suas próprias experiências e sensibilidades.

Uma maneira de identificar os gatilhos de ansiedade é prestar atenção aos padrões e reações emocionais que ocorrem em determinadas situações. Por exemplo, se você perceber que sempre fica ansioso antes de uma apresentação no trabalho, essa pode ser uma pista importante sobre um possível gatilho.

Outra estratégia útil é manter um diário da ansiedade. Anote as situações em que você se sente mais ansioso e tente identificar padrões ou temas recorrentes. Isso pode ajudá-lo a entender melhor quais são os seus gatilhos específicos.

Além disso, é importante estar ciente dos sinais físicos e emocionais que acompanham a ansiedade. Esses sintomas podem variar de pessoa para pessoa, mas alguns exemplos comuns incluem palpitações cardíacas, sudorese excessiva, dificuldade para respirar, pensamentos acelerados, inquietação e irritabilidade.

É importante ressaltar que nem todos os gatilhos de ansiedade são óbvios ou facilmente identificáveis. Às vezes, eles podem ser sutis ou inconscientes. Nesses casos, pode ser útil buscar a ajuda de um profissional de saúde mental para explorar essas questões mais profundamente.

Ao identificar os gatilhos de ansiedade, é importante lembrar que nem todos eles podem ser evitados. No entanto, ter consciência deles pode ajudá-lo a desenvolver estratégias para lidar com eles de maneira mais saudável e eficaz.

Sugestões para leitura adicional: - "Ansiedade: Como Identificar e Lidar com os Gatilhos" por John Crawford - "O Poder do Agora" por Eckhart Tolle

Referências: Crawford, J. (2018). Ansiedade: Como Identificar e Lidar com os Gatilhos. Editora Planeta. Tolle, E. (1997). O Poder do Agora. Editora Sextante.

2.2 Sintomas comuns da ansiedade

A ansiedade é uma resposta natural do corpo ao estresse ou perigo percebido. É normal sentir ansiedade em certas situações, como antes de uma entrevista de emprego ou durante um evento estressante. No entanto, quando a ansiedade se torna excessiva, persistente e interfere nas atividades diárias, pode ser um sinal de um transtorno de ansiedade.

Existem vários sintomas comuns associados à ansiedade. Esses sintomas podem variar em intensidade e duração de pessoa para pessoa. Alguns dos sintomas físicos mais comuns incluem palpitações cardíacas, sudorese excessiva, tremores, tensão muscular, falta de ar e problemas gastrointestinais.

Além dos sintomas físicos, a ansiedade também pode causar uma série de sintomas emocionais e cognitivos. Por exemplo, muitas pessoas experimentam preocupação excessiva ou medo irracional, dificuldade em se concentrar, irritabilidade, inquietação e insônia.

É importante ressaltar que nem todas as pessoas com ansiedade experimentam todos esses sintomas. Além disso, os sintomas podem variar dependendo do tipo específico de transtorno de ansiedade. Por exemplo, uma pessoa com transtorno de ansiedade generalizada pode ter preocupações persistentes e excessivas sobre várias áreas da vida, enquanto alguém com transtorno do pânico pode experimentar ataques de pânico recorrentes.

É fundamental reconhecer e entender esses sintomas para buscar ajuda adequada. Muitas vezes, as pessoas com ansiedade podem sentir vergonha ou medo de falar sobre seus sintomas, o que pode levar a um atraso no diagnóstico e tratamento.

Sugestões para leitura adicional: - "Ansiedade: Entendendo os Sintomas e Encontrando Ajuda" por Sarah Wilson - "A Coragem de Ser Imperfeito" por Brené Brown.

Referências: Wilson, S. (2019). Ansiedade: Entendendo os Sintomas e Encontrando Ajuda. Editora Intrínseca. Brown, B. (2012). A Coragem de Ser Imperfeito. Editora Sextante.

2.3 Efeitos da ansiedade na vida diária

A ansiedade pode ter um impacto significativo na vida diária das pessoas que a vivenciam. Ela pode afetar vários aspectos da vida, incluindo o trabalho, os relacionamentos pessoais e a saúde física e mental.

No ambiente de trabalho, a ansiedade pode prejudicar o desempenho profissional e interferir nas relações interpessoais. Pessoas com ansiedade podem ter dificuldade em se concentrar, tomar decisões e lidar com prazos. Além disso, a ansiedade pode levar ao absenteísmo e diminuir a produtividade. Nos relacionamentos pessoais, a ansiedade pode causar tensão e conflito.

Pessoas com ansiedade podem ter dificuldade em expressar suas necessidades e emoções de forma saudável, o que pode levar a mal-entendidos e ressentimentos. Além disso, a ansiedade pode levar ao isolamento social, pois as pessoas podem evitar situações sociais que desencadeiam sua ansiedade.

A ansiedade também pode afetar negativamente a saúde física e mental. A exposição prolongada ao estresse causado pela ansiedade pode levar a problemas de saúde como hipertensão arterial, doenças cardíacas e distúrbios do sono. Além disso, a ansiedade crônica está associada a um maior risco de desenvolver transtornos mentais, como depressão e transtorno do pânico.

É importante reconhecer os efeitos da ansiedade na vida diária para buscar tratamento adequado. O tratamento da ansiedade pode envolver uma combinação de terapia cognitivo-comportamental, medicamentos e técnicas de autocuidado. Com o tratamento adequado, muitas pessoas conseguem gerenciar sua ansiedade de forma eficaz e melhorar sua qualidade de vida.

Sugestões para leitura adicional: - "Ansiedade: Como Superar os Efeitos Negativos no Trabalho" por Robert Leahy - "O Cérebro Ansioso" por Leandro Teles

Referências: Leahy, R. (2018). Ansiedade: Como Superar os EfeitosNegativos no Trabalho. Editora Artmed. Teles, L. (2020). O Cérebro Ansioso. Editora Planeta.

Observe:

Identificar os gatilhos de ansiedade, compreender os sintomas comuns e reconhecer os efeitos da ansiedade na vida diária são passos essenciais para lidar com esse problema de forma saudável e eficaz. Ao entender melhor a ansiedade e suas manifestações, é possível buscar ajuda adequada e desenvolver estratégias para gerenciar a ansiedade de maneira mais equilibrada.

Lembre-se de que cada pessoa é única e pode ter experiências diferentes com a ansiedade. Portanto, é importante buscar apoio profissional para obter um diagnóstico preciso e um plano de tratamento personalizado.

Com o conhecimento adequado e as ferramentas certas, é possível superar a ansiedade e viver uma vida mais equilibrada e tranquila.

3
ESTRATÉGIAS PARA LIDAR COM A ANSIEDADE

3.1 Técnicas de relaxamento

As técnicas de relaxamento são estratégias eficazes para lidar com a ansiedade e promover uma sensação de calma e tranquilidade. Existem várias abordagens diferentes que podem ser utilizadas, cada uma com seus próprios benefícios e métodos específicos.

Uma das técnicas mais populares é a prática da meditação. A meditação envolve focar a mente em um objeto ou pensamento específico, permitindo que os pensamentos ansiosos se dissipem. Isso pode ser feito sentado em silêncio por alguns minutos todos os dias, concentrando-se na respiração ou repetindo um mantra calmante. A meditação tem sido amplamente estudada e comprovada como uma forma eficaz de reduzir a ansiedade e promover o bem-estar mental.

Outra técnica útil é a prática do mindfulness, que envolve estar presente no momento atual e aceitar os pensamentos e emoções sem julgá-los. O mindfulness pode ser praticado durante atividades diárias, como comer ou tomar banho, prestando atenção aos detalhes sensoriais e ao fluxo dos pensamentos. Essa abordagem ajuda a acalmar a mente agitada e reduzir os sintomas da ansiedade.

Além disso, as técnicas de relaxamento físico também podem ser benéficas para aliviar a ansiedade. Exemplos incluem exercícios de alongamento suave, massagens terapêuticas ou até mesmo tomar um banho quente. Essas atividades ajudam a relaxar os músculos tensos e liberar a tensão acumulada no corpo. É importante ressaltar que as técnicas de relaxamento podem ser diferentes para cada pessoa, e é essencial encontrar aquelas que funcionam melhor para você. Experimentar diferentes abordagens e descobrir o que traz alívio e conforto pode ser um processo de tentativa e erro, mas vale a pena investir tempo nisso.

Para aqueles que desejam explorar mais sobre técnicas de relaxamento, existem muitos recursos disponíveis. Livros, aplicativos móveis e vídeos online oferecem orientações passo a passo sobre como praticar diferentes técnicas de relaxamento. Além disso, participar de aulas ou workshops locais também pode ser uma ótima maneira de aprender com instrutores experientes.

Em suma, as técnicas de relaxamento são ferramentas poderosas para lidar com a ansiedade. Ao incorporá-las em sua rotina diária, você pode reduzir os sintomas da ansiedade e promover uma sensação geral de bem-estar mental.

Referências: - Kabat-Zinn, J. (1990). Full Catastrophe Living: Using the Wisdom of Your Body and Mind to Face Stress, Pain, and Illness. - Harris, R. (2009). The Happiness Trap: How to Stop Struggling and Start Living. - Segal, Z., Williams, J., & Teasdale, J. (2013). Mindfulness-Based Cognitive Therapy for Depression.

3.2 Exercícios de respiração para reduzir a ansiedade

A respiração desempenha um papel fundamental na regulação do sistema nervoso autônomo e pode ter um impacto significativo na redução da ansiedade. Exercícios de respiração são estratégias simples e eficazes que podem ser usadas em momentos de estresse e ansiedade para acalmar a mente e o corpo.

Um exercício de respiração comumente usado é a respiração profunda ou abdominal. Para praticar esse exercício, encontre um lugar tranquilo onde você possa se sentar confortavelmente. Coloque uma mão no peito e outra no abdômen. Inspire profundamente pelo nariz, permitindo que o ar encha o abdômen, fazendo com que sua mão se mova para fora. Em seguida, expire lentamente pela boca, esvaziando completamente os pulmões. Repita esse padrão de respiração várias vezes, concentrando-se na sensação do ar entrando e saindo do corpo.

Outro exercício útil é a respiração quadrada. Nesse exercício, você inspira por quatro segundos, prende a respiração por quatro segundos, expira por quatro segundos e mantém os pulmões vazios por quatro segundos antes de começar novamente. Esse padrão de respiração ajuda a equilibrar o sistema nervoso autônomo e reduzir os sintomas da ansiedade.

Além disso, a técnica de respiração alternada também pode ser benéfica para reduzir a ansiedade. Nesse exercício, você bloqueia uma narina com o polegar enquanto inspira pelo outro lado. Em seguida, bloqueie a outra narina com o dedo indicador enquanto expira pelo primeiro lado. Continue alternando as narinas durante todo o exercício. Essa técnica ajuda a equilibrar as energias do corpo e acalmar a mente.

É importante lembrar que esses exercícios de respiração devem ser praticados regularmente para obter melhores resultados. Eles podem ser usados em momentos de ansiedade aguda, mas também são benéficos quando incorporados à rotina diária como uma prática preventiva.

Além dos exercícios de respiração, outras atividades que promovem a consciência corporal e a conexão mente-corpo também podem ajudar a reduzir a ansiedade. Exemplos incluem ioga, tai chi e dança. Essas práticas combinam movimento físico com foco na respiração e atenção plena, proporcionando uma experiência holística que acalma tanto o corpo quanto a mente.

Para aqueles interessados em aprender mais sobre exercícios de respiração e técnicas relacionadas, existem muitos recursos disponíveis. Livros, aplicativos móveis e vídeos online oferecem orientações detalhadas sobre como praticar diferentes exercícios de respiração. Além disso, participar de aulas ou workshops locais pode fornecer instruções práticas e oportunidades para praticar essas técnicas em um ambiente de grupo.

Em resumo, os exercícios de respiração são estratégias simples e eficazes para reduzir a ansiedade. Ao praticá-los regularmente, você pode acalmar sua mente e corpo, promovendo uma sensação geral de calma e bem-estar.

Referências: - Brown, K., & Gerbarg, P. (2005). The Healing Power of the Breath: Simple Techniques to Reduce Stress and Anxiety. - Weil, A. (2017). Breathing: The Master Key to Self-Healing. - Stahl, B., & Goldstein, E. (2010). A Mindfulness-Based Stress Reduction Workbook.

3.3 Estratégias para reduzir o estresse

O estresse é uma resposta natural do corpo a situações desafiadoras, mas quando se torna crônico, pode ter efeitos negativos na saúde física e mental. Felizmente, existem várias estratégias eficazes para reduzir o estresse e promover o bem-estar geral.

Uma das estratégias mais importantes é a prática da autocompaixão. A autocompaixão envolve tratar-se com gentileza e compreensão, em vez de se criticar ou se julgar duramente. Isso inclui reconhecer que todos têm limitações e falhas, e que é normal sentir-se sobrecarregado às vezes. Ao cultivar a autocompaixão, você pode reduzir a pressão sobre si mesmo e aprender a lidar com o estresse de maneira mais saudável.

Outra estratégia eficaz é estabelecer limites saudáveis e aprender a dizer "não" quando necessário. Muitas vezes, nos sentimos sobrecarregados porque assumimos mais responsabilidades do que podemos lidar. É importante reconhecer nossos próprios limites e priorizar nosso bem-estar emocional. Definir limites claros com os outros nos ajuda a evitar o excesso de trabalho e nos permite reservar tempo para cuidar de nós mesmos.

Além disso, encontrar maneiras saudáveis de lidar com o estresse também é fundamental. Isso pode incluir atividades como exercícios físicos regulares, hobbies criativos ou passatempos relaxantes. Encontrar tempo para fazer coisas que você gosta ajuda a aliviar o estresse acumulado e promove uma sensação de equilíbrio e satisfação.

Outra estratégia importante é a prática da administração do tempo. Muitas vezes, o estresse é causado por uma falta de organização ou pela sensação de estar constantemente correndo contra o relógio. Ao planejar e priorizar suas tarefas diárias, você pode reduzir a sensação de sobrecarga e aumentar sua eficiência. Isso também permite que você reserve tempo para descansar e relaxar, o que é essencial para lidar com o estresse de forma saudável.

Por fim, buscar apoio social também pode ser uma estratégia eficaz para reduzir o estresse. Conversar com amigos, familiares ou um profissional de saúde mental pode ajudar a aliviar a pressão emocional e fornecer perspectivas diferentes sobre os desafios que você está enfrentando. Além disso, participar de grupos de apoio ou comunidades online relacionadas ao seu interesse ou situação específica pode fornecer um senso de pertencimento e apoio mútuo.

Para aqueles que desejam aprender mais sobre estratégias para reduzir o estresse, existem muitos recursos disponíveis. Livros, cursos online e workshops locais oferecem orientações práticas sobre como gerenciar o estresse de maneira saudável. Além disso, trabalhar com um terapeuta ou coach especializado em gerenciamento do estresse pode fornecer suporte personalizado e estratégias adaptadas às suas necessidades individuais.

Em resumo, existem várias estratégias eficazes para reduzir o estresse e promover o bem-estar geral. Ao praticar a autocompaixão, estabelecer limites saudáveis, encontrar maneiras saudáveis de lidar com o estresse, administrar o tempo e buscar apoio social, você pode reduzir os efeitos negativos do estresse em sua vida e promover uma sensação de equilíbrio e tranquilidade.

Referências: - Neff, K. (2011). Self-Compassion: The Proven Power of Being Kind to Yourself. - McEwen, B. (2008). Redefining Stress: Shifting Perspectives on the Consequences of Stress. - Sapolsky, R. (2004). Why Zebras Don't Get Ulcers: An Updated

Claus Oliva

Guide to Stress, Stress-Related Diseases, and Coping.

4
AUTOCUIDADO E HABILIDADES EMOCIONAIS PARA ENFRENTAR A ANSIEDADE

4.1 Cultivando pensamentos positivos

Cultivar pensamentos positivos é uma habilidade essencial para enfrentar a ansiedade. Quando estamos ansiosos, tendemos a ter pensamentos negativos e catastrofistas, o que só aumenta nossa preocupação e estresse. No entanto, ao aprender a cultivar pensamentos positivos, podemos mudar nossa perspectiva e reduzir os sintomas da ansiedade.

Uma maneira eficaz de cultivar pensamentos positivos é praticar a gratidão. Isso envolve reconhecer as coisas boas em nossas vidas e expressar gratidão por elas. Pode ser tão simples quanto fazer uma lista diária das coisas pelas quais somos gratos ou escrever cartas de agradecimento para pessoas importantes em nossas vidas. Ao focarmos nas coisas positivas, treinamos nosso cérebro para buscar o lado bom das situações, mesmo quando estamos enfrentando desafios.

Outra estratégia útil é desafiar nossos pensamentos negativos. Muitas vezes, nossos pensamentos ansiosos são distorcidos e não refletem a realidade. Por exemplo, podemos pensar que algo terrível vai acontecer quando na verdade as chances disso ocorrer são muito baixas. Ao questionarmos esses pensamentos negativos e procurarmos evidências contrárias, podemos diminuir sua influência sobre nós. Além disso, é importante lembrar-se de cuidar da nossa linguagem interna.

Muitas vezes nos criticamos severamente ou nos colocamos para baixo quando estamos ansiosos. Em vez disso, devemos tratar-nos com gentileza e compaixão. Podemos nos lembrar de que todos cometemos erros e enfrentamos desafios, e isso não nos torna menos valiosos ou dignos de amor e aceitação.

Ao cultivar pensamentos positivos, estamos treinando nosso cérebro para se concentrar no positivo em vez do negativo. Isso não significa ignorar os desafios ou negar nossas emoções, mas sim encontrar maneiras saudáveis de lidar com eles e manter uma perspectiva equilibrada. Ao praticarmos essa habilidade regularmente, podemos reduzir a ansiedade e melhorar nossa qualidade de vida.

Referências: - Burns, D. D. (1999). Feeling good: The new mood therapy. Harper Collins. - Seligman, M. E. P. (2006). Learned optimism: How to change your mind and your life. Vintage Books.

4.2 Praticando autocompaixão

A autocompaixão é uma habilidade emocional poderosa para enfrentar a ansiedade. Muitas vezes, quando estamos ansiosos, somos muito duros conosco mesmos e nos criticamos por nossas falhas ou imperfeições. No entanto, ao praticarmos a autocompaixão, podemos cultivar um relacionamento mais gentil e compassivo com nós mesmos.

Praticar a autocompaixão envolve tratar-se com bondade e compreensão quando estamos sofrendo ou enfrentando dificuldades. Em vez de nos julgarmos severamente ou nos punirmos por nossas falhas, podemos oferecer a nós mesmos o mesmo tipo de apoio que ofereceríamos a um amigo querido.

Uma maneira eficaz de praticar a autocompaixão é através da prática da atenção plena. A atenção plena envolve estar presente no momento presente, sem julgamento. Quando estamos ansiosos, tendemos a nos perder em pensamentos negativos sobre o passado ou preocupações sobre o futuro. No entanto, ao praticarmos a atenção plena, podemos nos tornar conscientes desses padrões de pensamento e nos afastar deles.

Outra estratégia útil é desenvolver um diálogo interno compassivo. Isso envolve falar conosco mesmos com gentileza e compreensão quando estamos ansiosos. Podemos nos lembrar de que todos enfrentamos desafios e que nossas falhas não nos definem como pessoas. Ao adotarmos uma postura mais compassiva em relação a nós mesmos, podemos reduzir a ansiedade e aumentar nossa resiliência emocional.

Além disso, é importante lembrar-se de cuidar do nosso bem-estar físico e emocional. Isso inclui fazer pausas regulares para descanso e autocuidado, estabelecer limites saudáveis em nossas vidas e buscar apoio quando necessário. Ao priorizarmos nosso próprio bem-estar, estamos fortalecendo nossa capacidade de enfrentar a ansiedade de forma saudável.

Ao praticarmos a autocompaixão regularmente, estamos construindo uma base sólida para lidar com a ansiedade. Em vez de sermos dominados pela autocrítica e pelo medo do fracasso, podemos cultivar uma mentalidade mais gentil e compassiva em relação a nós mesmos. Isso não significa ignorar nossas responsabilidades ou deixar de nos esforçar para melhorar, mas sim tratar-nos com bondade e compreensão ao longo do caminho.

Referências: - Neff, K. D. (2011). Self-compassion: Stop beating yourself up and leave insecurity behind. HarperCollins. - Germer, C. K. (2009). The mindful path to self-compassion: Freeing yourself from destructive thoughts and emotions. Guilford Press.

4.3 Estabelecendo limites saudáveis na vida

Estabelecer limites saudáveis é fundamental para enfrentar a ansiedade e manter um equilíbrio emocional em nossas vidas. Muitas vezes, quando estamos ansiosos, tendemos a sobrecarregar-nos com obrigações e responsabilidades, o que só aumenta nosso estresse e ansiedade. No entanto, ao estabelecermos limites claros e saudáveis, podemos proteger nossa saúde mental e emocional.

Uma maneira eficaz de estabelecer limites saudáveis é aprender a dizer "não" quando necessário. Muitas vezes sentimos uma pressão social ou interna para atender às expectativas dos outros ou assumir mais do que podemos lidar. No entanto, é importante lembrar-se de que não somos obrigados a fazer tudo o que nos é pedido.

Ao aprender a dizer "não" de forma assertiva e respeitosa, estamos protegendo nosso tempo e energia para cuidar de nós mesmos. Isso não significa ser egoísta ou insensível aos outros, mas sim reconhecer nossos próprios limites e necessidades.

Outra estratégia útil é definir prioridades claras em nossa vida. Muitas vezes, nos sentimos sobrecarregados porque estamos tentando fazer tudo ao mesmo tempo. No entanto, ao identificarmos nossas prioridades e focarmos nelas, podemos reduzir o estresse e a ansiedade.

Além disso, é importante lembrar-se de reservar tempo para o autocuidado e atividades que nos tragam prazer e relaxamento. Isso pode incluir hobbies, exercícios físicos, meditação ou simplesmente passar tempo com pessoas queridas. Ao estabelecermos limites saudáveis em relação ao nosso tempo e energia, estamos fortalecendo nossa capacidade de enfrentar a ansiedade de forma saudável.

Ao estabelecer limites saudáveis em nossas vidas, estamos criando um ambiente que promove nosso bem-estar emocional. Isso não significa evitar desafios ou responsabilidades, mas sim garantir que tenhamos tempo e energia suficientes para cuidar de nós mesmos. Ao fazermos isso, podemos reduzir a ansiedade e aumentar nossa resiliência emocional.

Referências: - Cloud, H., & Townsend, J. (2002). Boundaries: When to say yes, how to say no to take control of your life. Zondervan. - McKay, M., Davis, M., & Fanning, P. (2019). Boundaries: Where you end and I begin - How to recognize and set healthy boundaries. New Harbinger Publications.

Observe:

Cultivar pensamentos positivos, praticar autocompaixão e estabelecer limites saudáveis são habilidades essenciais para enfrentar a ansiedade de forma eficaz. Ao cultivarmos pensamentos positivos, treinamos nosso cérebro para se concentrar no positivo em vez do negativo. Ao praticarmos a autocompaixão, construímos um relacionamento mais gentil e compassivo com nós mesmos. E ao estabelecermos limites saudáveis em nossas vidas, protegemos nossa saúde mental e emocional.

Ao incorporar essas habilidades em nossa vida diária, podemos reduzir a ansiedade e melhorar nossa qualidade de vida. Não deixe que a ansiedade controle sua vida. Com o autocuidado e as habilidades emocionais adequadas, você pode enfrentar seus medos, reduzir o estresse e viver uma vida mais equilibrada e feliz.

Referências: - Burns, D. D. (1999). Feeling good: The new mood therapy. Harper Collins. - Seligman, M. E. P. (2006). Learned optimism: How to change your mind and your life. Vintage Books. Neff, K. D. (2011). Self-compassion: Stop beating yourself up and leave insecurity behind. Harper Collins. Germer, C. K. (2009). The mindful path to self-compassion: Freeing yourself from destructive thoughts and emotions. Guilford Press. Cloud, H., & Townsend, J. (2002). Boundaries: When to say yes, how to say no to take control of your life. Zondervan. McKay, M., Davis, M., & Fanning, P. (2019). Boundaries: Where you end and I begin How to recognize and set healthy boundaries. New Harbinger Publications.

Leitura adicional sugerida: - Kabat-Zinn, J.(2013). Full Catastrophe Living: Using the Wisdom of Your Body and Mind to Face Stress, Pain, and Illness. Bantam. - Gilbert, P. (2010). The Compassionate Mind: A New Approach to Life's Challenges. Constable & Robinson Ltd. - Van Dijk, S. (2019). Calm the Chaos Workbook: A Daily Practice for a More Peaceful Life. Althea Press.

5
ANSIEDADE NOS RELACIONAMENTOS PESSOAIS E PROFISSIONAIS

5.1 Comunicando necessidades aos outros

Comunicar nossas necessidades aos outros é uma habilidade essencial para construir relacionamentos saudáveis e satisfatórios. No entanto, a ansiedade pode dificultar essa comunicação, pois muitas vezes nos sentimos inseguros ou tememos ser rejeitados. É importante superar esses medos e aprender a expressar nossas necessidades de maneira clara e assertiva.

Uma das principais razões pelas quais lutamos para comunicar nossas necessidades é o medo da rejeição. Tememos que os outros não nos compreendam ou não levem nossos sentimentos a sério. No entanto, é importante lembrar que todos têm suas próprias necessidades e desejos, e é perfeitamente válido expressá-los.

Uma estratégia eficaz para comunicar nossas necessidades é usar "eu" em vez de "você". Em vez de dizer "Você nunca me ajuda", podemos dizer "Eu me sinto sobrecarregado quando tenho que fazer tudo sozinho". Isso evita colocar a culpa no outro e permite que eles entendam como nos sentimos.

Além disso, devemos ser específicos ao comunicar nossas necessidades. Em vez de dizer "Eu preciso de mais apoio", podemos dizer "Eu gostaria que você me ouvisse quando estou passando por um momento difícil". Ser claro sobre o que precisamos ajuda os outros a entenderem melhor como podem nos ajudar.

Outra estratégia útil é praticar a escuta ativa ao comunicarmos nossas necessidades. Isso significa prestar atenção total ao que o outro está dizendo, sem interromper ou julgar. Ao demonstrar interesse genuíno pelo ponto de vista do outro, estamos criando um ambiente de comunicação aberto e respeitoso.

Por fim, é importante lembrar que nem sempre receberemos a resposta que esperamos ao comunicar nossas necessidades. Algumas pessoas podem não estar dispostas ou capazes de atender às nossas necessidades, e isso é algo que precisamos aceitar. No entanto, ao expressarmos nossas necessidades de maneira clara e assertiva, estamos aumentando as chances de obter o apoio necessário.

Para aprofundar seu conhecimento sobre como comunicar suas necessidades aos outros, recomendo a leitura do livro "Nonviolent Communication" de Marshall B. Rosenberg. Este livro oferece uma abordagem prática para melhorar a comunicação interpessoal e expressar nossas necessidades de maneira eficaz.

Referência: Rosenberg, M.B. (2015). Nonviolent Communication: A Language of Life. Puddledancer Press.

5.2 Estabelecendo limites saudáveis nos relacionamentos

Estabelecer limites saudáveis nos relacionamentos é fundamental para manter nossa saúde mental e emocional. No entanto, a ansiedade muitas vezes nos impede de definir esses limites, pois tememos ser rejeitados ou causar conflitos. É importante superar esses medos e aprender a estabelecer limites claros e respeitosos.

Um dos primeiros passos para estabelecer limites saudáveis é identificar nossas próprias necessidades e valores. O que é importante para nós? Quais são os comportamentos ou situações que nos deixam desconfortáveis? Ao ter clareza sobre nossos limites pessoais, podemos comunicá-los de maneira mais eficaz aos outros.

Uma estratégia útil para estabelecer limites é aprender a dizer "não" quando necessário. Muitas vezes, sentimos a pressão de atender às expectativas dos outros, mesmo que isso signifique sacrificar nossos próprios limites. No entanto, dizer "não" quando não podemos ou não queremos fazer algo é essencial para proteger nossa saúde e bem-estar.

Além disso, devemos ser assertivos ao estabelecer limites. Isso significa expressar nossos limites de maneira clara e respeitosa, sem agressividade ou passividade. Por exemplo, em vez de ceder a um pedido que nos incomoda, podemos dizer: "Eu entendo que você precisa de ajuda, mas neste momento eu não posso fazer isso".

Outra estratégia importante é aprender a lidar com a culpa ou o medo da rejeição ao estabelecer limites. É normal sentir-se desconfortável ao dizer "não" ou definir limites claros, mas precisamos lembrar que cuidar de nós mesmos é uma prioridade legítima. Ao superarmos essas emoções negativas, estamos fortalecendo nossa autoestima e melhorando nossos relacionamentos.

Por fim, é fundamental manter consistência ao estabelecer limites nos relacionamentos. Não basta definir um limite uma vez e depois abrir exceções constantemente. Devemos ser firmes em nossas decisões e garantir que os outros respeitem nossos limites.

Para se aprofundar no tema dos limites saudáveis nos relacionamentos, recomendo a leitura do livro "Boundaries: When to Say Yes, How to Say No to Take Control of Your Life" de Henry Cloud e John Townsend. Este livro oferece insights valiosos sobre como estabelecer limites saudáveis e construir relacionamentos mais equilibrados.

Referência: Cloud, H., & Townsend, J. (2017). Boundaries: When to Say Yes, How to Say No to Take Control of Your Life. Zondervan.

5.3 Construindo relacionamentos mais resilientes

A ansiedade pode ter um impacto significativo nos relacionamentos pessoais e profissionais, tornando-os mais desafiadores e menos satisfatórios. No entanto, é possível construir relacionamentos mais resilientes que possam resistir aos desafios da ansiedade e fortalecer os laços entre as pessoas.

Uma das principais maneiras de construir relacionamentos mais resilientes é praticar a empatia. A empatia envolve colocar-se no lugar do outro e tentar entender seus sentimentos e perspectivas. Ao sermos empáticos com os outros, estamos criando um ambiente de compreensão e apoio mútuo.

Além disso, é importante cultivar uma comunicação aberta e honesta nos relacionamentos. Isso significa expressar nossos sentimentos e preocupações de maneira clara e respeitosa, ao mesmo tempo em que ouvimos ativamente o que o outro tem a dizer. Uma comunicação eficaz ajuda a evitar mal- entendidos e conflitos desnecessários.

Outra estratégia para construir relacionamentos mais resilientes é praticar o perdão. A ansiedade muitas vezes nos leva a guardar rancor ou ressentimento em relação aos outros, o que pode prejudicar os relacionamentos a longo prazo. Ao praticar o perdão, estamos liberando esses sentimentos negativos e abrindo espaço para a cura e a reconciliação.

Além disso, é importante estabelecer expectativas realistas nos relacionamentos. Muitas vezes, esperamos que os outros sejam perfeitos ou atendam a todas as nossas necessidades, o que pode levar à decepção e ao conflito. Ao reconhecer que todos têm falhas e limitações, podemos cultivar uma aceitação mais profunda dos outros e construir relacionamentos mais autênticos.

Por fim, é fundamental investir tempo e esforço nos relacionamentos para torná-los mais resilientes. Isso envolve dedicar tempo de qualidade às pessoas importantes em nossas vidas, compartilhar experiências significativas juntos e demonstrar apoio incondicional. Quanto mais investimos nos relacionamentos, mais fortes eles se tornam.

Para se aprofundar no tema da construção de relacionamentos resilientes, recomendo a leitura do livro "The Seven Principles for Making Marriage Work" de John Gottman e Nan Silver. Este livro oferece insights valiosos sobre como fortalecer os laços emocionais nos relacionamentos românticos e construir um casamento duradouro.

Referência: Gottman, J., & Silver, N. (2015). The Seven Principles for Making Marriage Work: A Practical Guide from the Country's Foremost Relationship Expert. Harmony.

6
TIPOS ESPECÍFICOS DE ANSIEDADE E SEUS TRATAMENTOS DISPONÍVEIS

Introdução: No capítulo anterior, exploramos as causas da ansiedade e oferecemos orientações práticas para lidar com os sintomas. Agora, neste capítulo, iremos nos aprofundar nos tipos específicos de ansiedade e discutir os tratamentos disponíveis para cada um deles. É importante ressaltar que cada tipo de ansiedade pode exigir abordagens diferentes, portanto, é essencial entender as características únicas de cada um e buscar o tratamento adequado.

Transtorno do Pânico: O transtorno do pânico é caracterizado por ataques repentinos e intensos de medo ou desconforto extremo, conhecidos como ataques de pânico. Durante esses ataques, a pessoa pode experimentar sintomas físicos como palpitações cardíacas, falta de ar, tontura e tremores. Além disso, o transtorno do pânico também pode levar à evitação de lugares ou situações onde ocorreram ataques anteriores.

Uma das abordagens mais eficazes no tratamento do transtorno do pânico é a terapia cognitivo-comportamental (TCC). A TCC ajuda os indivíduos a identificar padrões de pensamento negativos e distorcidos que contribuem para os ataques de pânico. Os terapeutas trabalham com os pacientes para substituir esses padrões por pensamentos mais realistas e saudáveis. Além disso, a exposição gradual às situações temidas também é uma parte importante da TCC para ajudar os pacientes a superarem suas fobias.

Outra opção de tratamento para o transtorno do pânico é a terapia medicamentosa. Os medicamentos antidepressivos, como os inibidores seletivos da recaptação de serotonina (ISRS), podem ser prescritos para ajudar a reduzir a frequência e a intensidade dos ataques de pânico. No entanto, é importante lembrar que os medicamentos devem ser usados em conjunto com a terapia para obter melhores resultados.

Fobia Social: A fobia social, também conhecida como transtorno de ansiedade social, é caracterizada por um medo intenso e persistente de situações sociais em que o indivíduo pode ser avaliado ou julgado negativamente pelos outros. Pessoas com fobia social podem evitar interações sociais ou experimentar ansiedade extrema quando estão expostas a elas.

Uma das abordagens mais eficazes no tratamento da fobia social é a Terapia Cognitivo-Comportamental (TCC). A TCC ajuda os indivíduos a identificar pensamentos negativos e distorcidos relacionados às situações sociais e substituí-los por pensamentos mais realistas e positivos. Além disso, a exposição gradual às situações temidas também desempenha um papel importante na superação da fobia social.

Outra opção de tratamento para a fobia social é o uso de medicamentos ansiolíticos, como os benzodiazepínicos. Esses medicamentos podem ajudar a reduzir os sintomas de ansiedade em curto prazo, mas seu uso deve ser monitorado cuidadosamente devido ao risco de dependência.

Transtorno do Estresse Pós-Traumático (TEPT): O transtorno do estresse pós-traumático é uma condição que pode se desenvolver após a exposição a um evento traumático, como um acidente grave, violência ou abuso. As pessoas com TEPT podem experimentar flashbacks, pesadelos e sentimentos intensos de medo e ansiedade relacionados ao evento traumático.

Uma das abordagens mais eficazes no tratamento do TEPT é a terapia de dessensibilização e reprocessamento através dos movimentos oculares (EMDR). Essa terapia ajuda os indivíduos a processar as memórias traumáticas de forma saudável, reduzindo sua intensidade emocional. Durante as sessões de EMDR, os pacientes são guiados pelo terapeuta para seguir movimentos oculares específicos enquanto revisitam o evento traumático.

A terapia cognitivo-comportamental (TCC) também pode ser útil no tratamento do TEPT. A TCC ajuda os indivíduos a identificar pensamentos negativos e distorcidos relacionados ao trauma e substituí-los por pensamentos mais realistas e positivos. Além disso, técnicas de relaxamento e manejo do estresse também são frequentemente incorporadas à TCC para ajudar os pacientes a lidar com os sintomas do TEPT.

Conclusão: Neste capítulo, exploramos três tipos específicos de ansiedade: transtorno do pânico, fobia social e transtorno do estresse pós-traumático.

Discutimos as abordagens de tratamento disponíveis para cada um desses tipos, incluindo terapia cognitivo-comportamental (TCC), medicamentos ansiolíticos e terapia de dessensibilização e reprocessamento através dos movimentos oculares (EMDR). É importante lembrar que cada pessoa é única e pode responder de maneira diferente aos diferentes tratamentos. Portanto, é essencial buscar a orientação de um profissional de saúde mental para determinar a melhor abordagem para cada indivíduo.

Referências: - American Psychiatric Association. (2013). Diagnostic and statistical manual of mental disorders (5th ed.). Arlington, VA: American Psychiatric Publishing. - National Institute of Mental Health. (2020). Anxiety Disorders. Recuperado em 10 de outubro de 2021, de https://www.nimh.nih.gov/health/topics/anxiety-disorders/index.shtml

7
ESTRATÉGIAS ADICIONAIS PARA LIDAR COM A ANSIEDADE NO DIA A DIA

7.1 Práticas de mindfulness para reduzir a ansiedade

A prática de mindfulness tem se mostrado uma estratégia eficaz para reduzir a ansiedade no dia a dia. O mindfulness, também conhecido como atenção plena, envolve estar consciente do momento presente, sem julgamento ou apego aos pensamentos e emoções que surgem.

Uma das principais formas de praticar o mindfulness é através dameditação. Ao reservar alguns minutos do seu dia para se sentar em silêncio e direcionar sua atenção para a respiração ou para as sensações corporais, você pode treinar sua mente para se concentrar no presente e deixar de lado as preocupações e ansiedades futuras.

Além da meditação formal, o mindfulness também pode ser aplicado em atividades cotidianas, como comer, caminhar ou tomar banho. Ao prestar atenção plena nessas atividades, você pode aumentar sua consciência sensorial e diminuir os pensamentos ansiosos que tendem a dominar a mente.

Um estudo realizado pela Universidade de Oxford descobriu que a prática regular de mindfulness pode reduzir significativamente os sintomas de ansiedade. Os participantes do estudo relataram uma diminuição na ruminação mental, na preocupação excessiva e na reatividade emocional após apenas algumas semanas de prática.

Outro benefício do mindfulness é que ele ajuda a desenvolver resiliência emocional. Ao aprender a observar seus pensamentos e emoções sem julgá- los ou reagir automaticamente a eles, você pode cultivar uma maior capacidade de lidar com situações estressantes e desafiadoras.

Para começar a praticar o mindfulness, você pode buscar recursos online, como aplicativos de meditação guiada ou vídeos instrutivos. Também é possível participar de cursos ou workshops presenciais que ensinam as técnicas e os princípios do mindfulness.

Lembre-se de que a prática do mindfulness requer consistência e paciência.

Não espere resultados imediatos, mas esteja aberto para experimentar os benefícios ao longo do tempo. Com o tempo, você pode descobrir que o mindfulness se torna uma ferramenta poderosa para reduzir a ansiedade e cultivar uma maior paz interior.

Referências: - Kabat-Zinn, J. (1994). Wherever You Go, There You Are: Mindfulness Meditation in Everyday Life. - Segal, Z. V., Williams, J. M., & Teasdale, J. D. (2018). Mindfulness-Based Cognitive Therapy for Depression. - Oxford Mindfulness Centre: https://www.oxfordmindfulness.org/

7.2 Exercícios físicos e sua influência na ansiedade

A prática regular de exercícios físicos tem sido amplamente reconhecida como uma estratégia eficaz para reduzir a ansiedade no dia a dia. Quando nos exercitamos, nosso corpo libera endorfinas -

neurotransmissores responsáveis pela sensação de bem-estar - que podem ajudar a aliviar os sintomas da ansiedade.

Além disso, os exercícios físicos também têm um impacto positivo no cérebro. Estudos mostram que eles aumentam a produção de substâncias químicas cerebrais importantes para o humor e o funcionamento cognitivo, como a serotonina e a dopamina.

Diferentes tipos de exercícios podem ser benéficos para reduzir a ansiedade. Exercícios aeróbicos, como corrida, natação ou dança, são especialmente eficazes na liberação de endorfinas e no aumento da sensação de bem-estar. Além disso, atividades como ioga e tai chi combinam exercícios físicos com técnicas de respiração e relaxamento, o que pode ajudar a acalmar a mente ansiosa.

Um estudo publicado no Journal of Clinical Psychology descobriu que a prática regular de exercícios físicos pode ser tão eficaz quanto a terapia cognitivo-comportamental no tratamento da ansiedade. Os participantes do estudo relataram uma diminuição significativa nos sintomas de ansiedade após seis semanas de exercícios regulares.

Além dos benefícios físicos e químicos, os exercícios físicos também podem ajudar a distrair a mente dos pensamentos ansiosos. Quando nos concentramos em movimentar nosso corpo e em realizar as atividades físicas, é mais difícil para os pensamentos negativos dominarem nossa atenção.

Para incorporar os exercícios físicos na sua rotina diária, comece escolhendo atividades que você goste e que sejam adequadas ao seu nível de condicionamento físico. Comece devagar e vá aumentando gradualmente a intensidade e duração dos exercícios.

Lembre-se também da importância do equilíbrio. Não se force além dos seus limites ou se torne obcecado por alcançar metas específicas. O objetivo é encontrar prazer nas atividades físicas e usá-las como uma ferramenta para reduzir a ansiedade e melhorar o bem-estar geral.

Referências: - Craft, L. L., & Perna, F. M. (2004). The Benefits of Exercise for the Clinically Depressed. - Salmon, P. (2001). Effects of Physical Exercise on Anxiety, Depression, and Sensitivity to Stress: A Unifying Theory. - American Psychological Association: https://www.apa.org/topics/healthy-living/exercise

7.3 Alimentação saudável e seu impacto na ansiedade

A alimentação desempenha um papel importante no nosso bem-estar físico e mental, incluindo a ansiedade. Uma dieta equilibrada e saudável pode ajudar a reduzir os sintomas de ansiedade e promover uma maior sensação de calma e estabilidade emocional.

Alguns alimentos têm propriedades que podem ajudar a acalmar o sistema nervoso e reduzir a ansiedade. Por exemplo, alimentos ricos em ômega-3, como peixes gordurosos, sementes de chia e nozes, são conhecidos por seus benefícios para a saúde mental. O ômega-3 tem propriedades anti-inflamatórias que podem ajudar a reduzir os sintomas de ansiedade.

Além disso, alimentos ricos em triptofano também podem ser benéficos para reduzir a ansiedade. O triptofano é um aminoácido essencial que ajuda na produção de serotonina - um neurotransmissor associado ao humor e ao bem- estar. Alimentos como ovos, leite, iogurte natural, aveia e bananas são fontes naturais de triptofano.

Por outro lado, certos alimentos podem aumentar os sintomas de ansiedade. Bebidas com cafeína, como café, chá preto e refrigerantes, podem estimular o sistema nervoso e aumentar a sensação de nervosismo e agitação. Alimentos ricos em açúcar também podem ter um impacto negativo na ansiedade, pois podem causar flutuações nos níveis de açúcar no sangue e afetar o humor.

Além da escolha dos alimentos, é importante também prestar atenção à forma como comemos. Comer de forma consciente e lenta pode ajudar a reduzir a ansiedade relacionada à alimentação. Ao saborear cada mordida e prestar atenção nas sensações físicas durante a refeição, podemos nos conectar mais plenamente com o momento presente e evitar comer em excesso ou de forma descontrolada.

É importante ressaltar que a alimentação saudável não é uma solução única para a ansiedade. Ela deve ser combinada com outras estratégias, como exercícios físicos, práticas de mindfulness e apoio emocional adequado.

Referências: - Jacka, F. N., et al. (2010). Association of Western and Traditional Diets with Depression and Anxiety in Women. - Sarris, J., et al. (2015). Nutritional Medicine as Mainstream in Psychiatry. - Harvard Health Publishing: https://www.health.harvard.edu/blog/nutritional-psychiatry-your-brain-on-food-201511168626

8
A ANSIEDADE EM SITUAÇÕES ESPECÍFICAS (EXEMPLO: ANSIEDADE SOCIAL, ANSIEDADE NO TRABALHO)

Ansiedade Social: A ansiedade social é um tipo de ansiedade que ocorre em situações sociais, como falar em público, conhecer novas pessoas ou participar de eventos sociais. É caracterizada por um medo intenso de ser julgado ou humilhado pelos outros, levando a sintomas como rubor facial, suor excessivo, tremores e dificuldade em se expressar.

Uma das principais causas da ansiedade social é a falta de confiança em si mesmo e o medo do julgamento dos outros. Pessoas com ansiedade social tendem a ter pensamentos negativos sobre si mesmas e acreditar que os outros estão constantemente avaliando-as de forma negativa. Isso pode levar a um ciclo vicioso de evitação de situações sociais, o que acaba reforçando ainda mais a ansiedade.

Uma estratégia eficaz para lidar com a ansiedade social é desafiar esses pensamentos negativos e substituí-los por pensamentos mais realistas e positivos. Por exemplo, ao invés de pensar "todos vão me julgar", você pode substituir por "algumas pessoas podem gostar de mim". Além disso, é importante praticar técnicas de relaxamento, como respiração profunda e visualização positiva, antes de enfrentar uma situação social desafiadora.

Outra abordagem útil para superar a ansiedade social é

gradualmente se expor às situações temidas. Comece com pequenos passos, como conversar com um amigo próximo ou participar de grupos pequenos antes de se aventurar em situações mais desafiadoras. À medida que você se expõe gradualmente a essas situações, sua ansiedade diminuirá e você ganhará confiança em lidar com elas.

Além disso, é importante buscar apoio social durante esse processo. Ter amigos ou familiares que entendam sua ansiedade e possam oferecer suporte emocional pode fazer uma grande diferença. Também pode ser útil participar de grupos de apoio ou procurar aconselhamento profissional para aprender estratégias adicionais de enfrentamento.

Ansiedade no Trabalho: A ansiedade no trabalho é um problema comum que afeta muitas pessoas. Pode ser causada por uma variedade de fatores, como pressão excessiva, conflitos interpessoais, falta de controle sobre o trabalho ou medo de falhar. Os sintomas da ansiedade no trabalho podem incluir dificuldade em se concentrar, insônia, irritabilidade e tensão muscular.

Uma das principais maneiras de lidar com a ansiedade no trabalho é identificar as fontes específicas de estresse e desenvolver estratégias para lidar com elas. Por exemplo, se você está sobrecarregado com prazos apertados, pode ser útil priorizar suas tarefas e pedir ajuda quando necessário. Se você está tendo problemas de relacionamento com colegas de trabalho, pode ser útil conversar abertamente sobre seus sentimentos ou procurar aconselhamento para melhorar suas habilidades interpessoais.

Outra estratégia eficaz para reduzir a ansiedade no trabalho é praticar técnicas de gerenciamento do estresse regularmente. Isso pode incluir exercícios físicos, como caminhadas ou ioga, técnicas de relaxamento, como meditação ou respiração profunda, e atividades que você goste fora do trabalho para ajudar a aliviar o estresse acumulado.

Além disso, é importante estabelecer limites saudáveis no trabalho. Isso pode envolver aprender a dizer "não" quando necessário, definir horários regulares de trabalho e garantir tempo suficiente para descanso e lazer. Estabelecer um equilíbrio saudável entre o trabalho e a vida pessoal é essencial para reduzir a ansiedade no trabalho.

Por fim, buscar apoio social também pode ser benéfico ao lidar com a ansiedade no trabalho. Ter colegas de confiança com quem você possa conversar sobre suas preocupações pode ajudar a aliviar o estresse e fornecer uma perspectiva diferente sobre os desafios que você enfrenta. Além disso, procurar orientação profissional de um terapeuta ou coach pode fornecer estratégias adicionais para lidar com a ansiedade no trabalho.

Referências: - Ansiedade: Como Enfrentar o Mal do Século - Augusto Cury - Ansiedade: Como Controlar o Stress e Manter o Equilíbrio - Drauzio Varella - Transtornos de Ansiedade - Manual Diagnóstico e Estatístico de Transtornos Mentais (DSM-5)

9
LIDANDO COM A ANSIEDADE CRÔNICA

9.1 Tratamentos disponíveis para a ansiedade crônica

A ansiedade crônica é uma condição que pode ter um impacto significativo na vida de uma pessoa. Felizmente, existem vários tratamentos disponíveis que podem ajudar a aliviar os sintomas e melhorar a qualidade de vida.

Uma opção de tratamento comum para a ansiedade crônica é a terapia cognitivo-comportamental (TCC). A TCC é uma abordagem baseada em evidências que se concentra em identificar e modificar padrões de pensamento negativos e comportamentos disfuncionais associados à ansiedade. Durante as sessões de terapia, os indivíduos aprendem técnicas para desafiar seus pensamentos ansiosos e desenvolver habilidades de enfrentamento mais saudáveis.

Outra opção de tratamento eficaz é a medicação. Os medicamentos antidepressivos, como os inibidores seletivos da recaptação da serotonina (ISRS), são frequentemente prescritos para tratar a ansiedade crônica. Esses medicamentos ajudam a regular os níveis de neurotransmissores no cérebro, reduzindo assim os sintomas da ansiedade. No entanto, é importante lembrar que os medicamentos devem ser prescritos por um profissional de saúde mental qualificado e devem ser usados em conjunto com outras formas de tratamento, como terapia.Além disso, algumas pessoas encontram alívio dos sintomas da ansiedade crônica através do uso de técnicas complementares, como ioga, meditação e acupuntura. Essas práticas podem ajudar a reduzir o estresse e promover o relaxamento, o que pode ser benéfico para aqueles que lidam com ansiedade crônica.

É importante ressaltar que cada pessoa é única e o tratamento mais eficaz para a ansiedade crônica pode variar de indivíduo para indivíduo. É essencial trabalhar em estreita colaboração com um profissional de saúde mental qualificado para determinar a melhor abordagem de tratamento para cada caso específico.

Para saber mais sobre os tratamentos disponíveis para a ansiedade crônica, recomenda-se a leitura dos seguintes recursos:

"Ansiedade: Entendendo e superando" por Edmund J. Bourne

"Vencendo a Ansiedade e a Preocupação" por David A. Clark e Aaron T. Beck

Esses livros fornecem informações detalhadas sobre os diferentes tipos de tratamentos disponíveis, bem como estratégias práticas para lidar com a ansiedade crônica.

9.2 Estratégias de longo prazo para gerenciar a ansiedade crônica

Gerenciar a ansiedade crônica requer uma abordagem de longo prazo que envolve mudanças no estilo de vida, desenvolvimento de habilidades emocionais e adoção de estratégias saudáveis de enfrentamento.

Uma das estratégias mais importantes é o autocuidado. Isso envolve cuidar do corpo e da mente, garantindo uma alimentação saudável, exercícios regulares e sono adequado. O exercício físico regular tem sido associado à redução dos sintomas da ansiedade, pois libera endorfinas que promovem sentimentos de bem-estar. Além disso, técnicas de relaxamento, como meditação ou ioga, podem ajudar a acalmar a mente e reduzir os níveis de estresse.

Outra estratégia eficaz é o desenvolvimento de habilidades emocionais. Isso envolve aprender a identificar e expressar emoções de forma saudável, bem como cultivar pensamentos positivos e autocompaixão. A terapia cognitivo- comportamental (TCC) pode ser útil nesse aspecto, pois ajuda os indivíduos a desafiar seus padrões de pensamento negativos e substituí-los por pensamentos mais realistas e positivos.

Além disso, é importante adotar estratégias saudáveis de enfrentamento para lidar com a ansiedade crônica. Isso pode incluir técnicas de respiração profunda, visualização criativa ou até mesmo escrever em um diário para expressar emoções e preocupações. Encontrar atividades que proporcionem prazer e relaxamento também pode ser benéfico, como hobbies ou passatempos que ajudem a distrair a mente da ansiedade. Por fim, construir uma rede de apoio sólida é fundamental para gerenciar a ansiedade crônica. Isso pode envolver procurar apoio profissional através da terapia individual ou em grupo. Grupos de apoio são especialmente úteis porque permitem que os indivíduos compartilhem suas experiências com outras pessoas que estão passando pela mesma situação. Além disso, amigos e familiares solidários podem fornecer um sistema de suporte emocional valioso.

Para obter mais informações sobre estratégias de longo prazo para gerenciar a ansiedade crônica, recomenda-se consultar as seguintes fontes:

"Ansiedade: Como enfrentar o mal do século" por Augusto Cury

Esses recursos fornecem insights adicionais sobre como desenvolver habilidades emocionais, adotar estratégias saudáveis de enfrentamento e construir uma rede de apoio eficaz para lidar com a ansiedade crônica.

9.3 Apoio profissional e grupos de apoio

O apoio profissional e os grupos de apoio desempenham um papel crucial no tratamento e gerenciamento da ansiedade crônica. Esses recursos oferecem suporte emocional, orientação especializada e a oportunidade de se conectar com outras pessoas que estão passando pela mesma situação.

Um dos principais benefícios do apoio profissional é a oportunidade de trabalhar com um terapeuta qualificado. Os terapeutas são treinados para ajudar as pessoas a entenderem suas emoções, identificar padrões de pensamento negativos e desenvolver estratégias eficazes para lidar com a ansiedade crônica. Eles podem fornecer um ambiente seguro e acolhedor onde os indivíduos podem explorar suas preocupações e desafios relacionados à ansiedade.

Além disso, os grupos de apoio oferecem uma plataforma para compartilhar experiências, obter suporte mútuo e aprender com os outros. Participar de um grupo de apoio pode ajudar as pessoas a se sentirem menos isoladas em sua luta contra a ansiedade crônica, pois percebem que não estão sozinhas em sua jornada. Esses grupos também podem fornecer informações úteis sobre estratégias de enfrentamento, recursos locais e histórias de sucesso inspiradoras.

É importante ressaltar que o apoio profissional e os grupos de apoio não são exclusivos. Muitas pessoas encontram benefícios ao combinar esses recursos para obter um suporte abrangente. O apoio profissional pode fornecer orientação especializada e estratégias personalizadas, enquanto os grupos de apoio oferecem uma comunidade solidária e a oportunidade de aprender com as experiências dos outros. Para encontrar apoio profissional, recomenda-se entrar em contato com um psicólogo ou terapeuta qualificado que tenha experiência no tratamento da ansiedade crônica. Eles podem ajudar a desenvolver um plano de tratamento individualizado e fornecer suporte contínuo ao longo do processo.

Para encontrar grupos de apoio locais, é possível pesquisar online ou entrar em contato com organizações locais de saúde mental. Essas organizações geralmente têm informações sobre grupos de apoio disponíveis na área.

Em conclusão, o apoio profissional e os grupos de apoio desempenham um papel fundamental no tratamento e gerenciamento da ansiedade crônica.

Esses recursos oferecem suporte emocional, orientação especializada e a oportunidade de se conectar com outras pessoas que estão passando pela mesma situação. Ao combinar esses recursos, os indivíduos podem obter um suporte abrangente que os ajuda a lidar com a ansiedade crônica e melhorar sua qualidade de vida.

Referências: - Bourne, E.J. (2015). Ansiedade: Entendendo e superando. - Clark, D.A., & Beck, A.T. (2012). Vencendo a Ansiedade e a Preocupação. - Cury, A. (2019). Ansiedade: Como enfrentar o mal do século.

10
ANSIEDADE EM CRIANÇAS E ADOLESCENTES

A ansiedade é uma condição que afeta pessoas de todas as idades, incluindo crianças e adolescentes. Embora seja normal que as crianças experimentem ansiedade em certas situações, como antes de um teste ou uma apresentação escolar, a ansiedade excessiva pode se tornar problemática e interferir no funcionamento diário desses jovens.

Uma área importante a ser explorada quando se trata de ansiedade em crianças e adolescentes é a identificação dos gatilhos específicos que desencadeiam os sintomas de ansiedade. Cada indivíduo pode ter diferentes gatilhos, mas alguns exemplos comuns incluem mudanças na rotina, eventos sociais, pressão acadêmica e conflitos familiares. É essencial que pais, cuidadores e profissionais da saúde estejam atentos a esses gatilhos para poderem ajudar as crianças a lidarem com eles de maneira saudável.

Além disso, é importante reconhecer que a ansiedade em crianças e adolescentes pode se manifestar de maneiras diferentes do que em adultos. Enquanto os adultos podem expressar sua ansiedade através de preocupações excessivas ou ataques de pânico, as crianças podem apresentar sintomas físicos como dores de estômago, dores de cabeça ou dificuldades para dormir. É fundamental estar ciente dessas diferenças para poder identificar corretamente a ansiedade nas crianças e oferecer o suporte necessário.

Outro aspecto crucial ao lidar com a ansiedade em crianças e adolescentes é o desenvolvimento de habilidades emocionais. Ensinar esses jovens a reconhecer e expressar suas emoções de maneira saudável pode ajudá-los a lidar melhor com a ansiedade. Isso pode ser feito através de atividades como desenho, escrever em um diário ou participar de grupos de apoio onde eles possam compartilhar suas experiências com outros jovens que também enfrentam ansiedade.

Além disso, é importante que os pais e cuidadores incentivem as crianças a cultivarem pensamentos positivos e a praticarem a autocompaixão. Muitas vezes, as crianças podem se criticar severamente quando estão ansiosas, o que só aumenta sua angústia. Ensinar-lhes técnicas de autocompaixão, como falar consigo mesmas com gentileza e compreensão, pode ajudá-las a reduzir sua ansiedade e desenvolver uma autoestima saudável.

Outra área importante a ser explorada é o impacto da ansiedade nos relacionamentos pessoais e profissionais das crianças e adolescentes. A ansiedade pode dificultar a interação social, levando ao isolamento e à solidão. É fundamental que os jovens aprendam habilidades de comunicação eficazes para expressar suas necessidades aos outros e estabelecer limites saudáveis em seus relacionamentos.

Além disso, é essencial que os pais e cuidadores estejam cientes doimpacto da própria ansiedade em seus filhos. As crianças são altamente sensíveis às emoções dos adultos ao seu redor, portanto, se um pai ou cuidador está constantemente demonstrando sinais de ansiedade, isso pode afetar negativamente o bem-estar emocional da criança. É importante que os adultos também busquem apoio e tratamento para sua própria ansiedade, a fim de criar um ambiente saudável e seguro para as crianças.

Em resumo, a ansiedade em crianças e adolescentes é uma questão complexa que requer atenção e suporte adequados. Identificar os gatilhos específicos da ansiedade, desenvolver habilidades emocionais, cultivar pensamentos positivos e estabelecer relacionamentos saudáveis são aspectos fundamentais no manejo da ansiedade nessa faixa etária. É importante que pais, cuidadores e profissionais da saúde trabalhem juntos para fornecer o suporte necessário às crianças e adolescentes que enfrentam ansiedade.

Referências: - Saúde mental na escola: o que os educadores devem saber - Gustavo M. Estanislau e Rodrigo Affonseca Bressan (2014); O que fazer quando você se preocupa demais: um guia para as crianças superarem a ansiedade - Dawn Huebner (2008).

11
ANSIEDADE DURANTE EVENTOS ESTRESSANTES (EX: MUDANÇAS DE VIDA, PERDAS)

A ansiedade é uma resposta natural do corpo a situações estressantes. Durante eventos significativos da vida, como mudanças importantes ou perdas, é comum experimentar um aumento na ansiedade. Esses eventos podem desencadear uma série de emoções intensas e desconfortáveis, levando a sintomas físicos e emocionais.

Durante períodos de mudança de vida, como mudar para uma nova cidade, começar um novo emprego ou entrar em um relacionamento sério, é normal sentir-se ansioso. A incerteza do desconhecido pode desencadear preocupações e medos sobre o futuro. Além disso, a pressão para se adaptar rapidamente às novas circunstâncias pode aumentar ainda mais a ansiedade.

Uma maneira eficaz de lidar com a ansiedade durante esses eventos estressantes é reconhecer e validar suas emoções. É importante lembrar que é normal sentir-se ansioso nessas situações e que você não está sozinho nessa experiência. Compartilhar seus sentimentos com amigos próximos ou familiares confiáveis pode ajudá-lo a obter apoio emocional e perspectivas diferentes.

Além disso, desenvolver habilidades de enfrentamento saudáveis é fundamental para lidar com a ansiedade durante eventos estressantes. Isso pode incluir técnicas de relaxamento, como meditação ou ioga, que ajudam a acalmar o sistema nervoso e reduzir os sintomas físicos da ansiedade. Exercícios regulares também são benéficos para liberar o estresse acumulado e promover o bem-estar geral. Outra estratégia útil é a prática de pensamentos positivos e autocompaixão.

Durante eventos estressantes, é comum ter pensamentos negativos ou autocríticos. No entanto, cultivar uma mentalidade positiva e gentil consigo mesmo pode ajudar a reduzir a ansiedade. Isso pode ser feito através da substituição de pensamentos negativos por afirmações positivas e encorajadoras.

Além disso, estabelecer limites saudáveis é essencial para proteger sua saúde mental durante eventos estressantes. Isso envolve aprender a dizer "não" quando necessário e priorizar suas próprias necessidades. Muitas vezes, durante períodos de mudança ou perda, podemos sentir pressão para atender às expectativas dos outros ou nos sobrecarregar com responsabilidades adicionais. Estabelecer limites claros ajuda a preservar sua energia emocional e evitar o esgotamento.

Quando se trata de lidar com a ansiedade durante eventos estressantes, também é importante reconhecer que cada pessoa tem seu próprio ritmo de adaptação. Não se compare aos outros ou sinta-se pressionado a superar rapidamente seus sentimentos de ansiedade. Cada indivíduo lida com o estresse e as mudanças de maneira diferente, e é importante respeitar seu próprio processo. Em relação às perdas na vida, como a morte de um ente querido ou o término de um relacionamento significativo, a ansiedade pode ser intensificada pela dor emocional associada à perda. É normal sentir-se ansioso ao enfrentar essas situações, pois elas podem desencadear uma série de emoções complexas, como tristeza, raiva e confusão.

Durante o luto ou após um término, é importante permitir-se

sentir e processar essas emoções. Negar ou reprimir a dor pode levar a um aumento da ansiedade e prolongar o processo de cura. Encontrar maneiras saudáveis de expressar suas emoções, como através da escrita, arte ou terapia, pode ajudá-lo a lidar com a ansiedade durante esse período difícil.

Além disso, buscar apoio emocional é fundamental para enfrentar a ansiedade durante perdas significativas. Isso pode incluir conversar com amigos próximos ou familiares que possam oferecer suporte e compreensão. Participar de grupos de apoio também pode ser benéfico, pois permite que você se conecte com outras pessoas que estão passando por experiências semelhantes.

É importante lembrar que o processo de cura após uma perda leva tempo e paciência. Não há um cronograma definido para superar a ansiedade associada à perda. Cada pessoa tem seu próprio ritmo e é importante respeitar isso.

Em conclusão, a ansiedade durante eventos estressantes, como mudanças de vida e perdas, é uma resposta natural do corpo. No entanto, existem estratégias eficazes para lidar com essa ansiedade. Reconhecer e validar suas emoções, desenvolver habilidades de enfrentamento saudáveis e buscar apoio emocional são passos importantes para gerenciar a ansiedade durante esses eventos estressantes. Lembre-se de que cada pessoa tem seu próprio ritmo de adaptação e cura, e é importante respeitar seu próprio processo.

Referências: - Ansiedade: Como lidar com a ansiedade no dia a dia (2021).

12
VIVENDO UMA VIDA EQUILIBRADA

A ansiedade é uma condição que afeta milhões de pessoas em todo o mundo. Ela pode se manifestar de diferentes formas e ter um impactosignificativo na qualidade de vida das pessoas. No entanto, é possível viver uma vida equilibrada e feliz mesmo com a presença da ansiedade. Neste capítulo, exploraremos algumas estratégias e dicas para alcançar esse objetivo.

Uma das primeiras coisas a serem consideradas ao buscar uma vida equilibrada com a ansiedade é entender as causas subjacentes dessa condição. A ansiedade pode ser desencadeada por diversos fatores, como estresse, traumas passados ou genética. É importante identificar esses gatilhos pessoais para poder lidar com eles de forma eficaz.

Além disso, é fundamental aprender técnicas de relaxamento que possam ajudar a reduzir os sintomas da ansiedade. Existem várias abordagens que podem ser úteis nesse sentido, como meditação, ioga ou exercícios de respiração profunda. Essas práticas podem ajudar a acalmar a mente e o corpo, proporcionando alívio imediato durante momentos de crise.

Outra estratégia importante para viver uma vida equilibrada com a ansiedade é desenvolver habilidades emocionais saudáveis. Isso inclui cultivar pensamentos positivos e praticar a autocompaixão. Muitas vezes, as pessoas com ansiedade tendem a ser muito autocríticas e negativas consigo mesmas. Aprender a substituir esses padrões de pensamento por pensamentos mais positivos e compassivos pode fazer uma grande diferença na forma como lidamos com a ansiedade.

Estabelecer limites saudáveis também é essencial para viver uma vida equilibrada com a ansiedade. Isso significa aprender a dizer "não" quando necessário e não se sobrecarregar com responsabilidades excessivas. Muitas vezes, as pessoas com ansiedade têm dificuldade em estabelecer limites claros, o que pode levar a um aumento do estresse e da ansiedade. Aprender a definir limites saudáveis e comunicar nossas necessidades aos outros é fundamental para manter um equilíbrio saudável em nossas vidas.

Além disso, é importante reconhecer o impacto da ansiedade nos relacionamentos pessoais e profissionais. A ansiedade pode afetar nossa capacidade de nos conectar com os outros e criar relacionamentos significativos. É fundamental aprender estratégias eficazes de comunicação para expressar nossas necessidades e preocupações aos outros de maneira clara e assertiva. Além disso, construir relacionamentos resilientes requer paciência, compreensão e apoio mútuo.

Viver uma vida equilibrada com a ansiedade também envolve cuidar de nós mesmos de maneira holística. Isso inclui cuidar do nosso corpo através de uma alimentação saudável, exercícios regulares e sono adequado. Além disso, é importante reservar tempo para atividades prazerosas que nos tragam alegria e relaxamento, como hobbies ou passatempos.

Por fim, é essencial buscar apoio profissional quando necessário.

Um terapeuta especializado em saúde mental pode fornecer orientação e suporte personalizados para lidar com a ansiedade. Eles podem ajudar a identificar padrões de pensamento negativos, desenvolver estratégias de enfrentamento eficazes e fornecer um espaço seguro para expressar emoções.

Em resumo, viver uma vida equilibrada e feliz com a ansiedade é possível. Requer um compromisso pessoal em entender as causas da ansiedade, aprender técnicas de relaxamento, desenvolver habilidades emocionais saudáveis e estabelecer limites adequados. Além disso, é importante reconhecer o impacto da ansiedade nos relacionamentos pessoais e profissionais e buscar apoio profissional quando necessário. Com essas estratégias em prática, podemos encontrar maneiras eficazes de lidar com a ansiedade e viver uma vida mais equilibrada e tranquila.

Referências: - Ansiedade: Como Enfrentar o Mal do Século - Augusto Cury - Ansiedade: Como Controlar o Estresse e Manter o Equilíbrio - Drauzio Varella - The Anxiety and Phobia Workbook - Edmund J. Bourne

SOBRE O AUTOR

Claus Oliva, nascido em uma pequena cidade no interior do Rio de Janeiro, Brasil, sempre foi um observador atento do mundo ao seu redor. Desde jovem, demonstrou uma paixão voraz pela leitura e pela busca incessante por conhecimento. Sua curiosidade insaciável o levou a explorar uma ampla gama de assuntos, desde ciências exatas até artes e filosofia. Oliva iniciou seus escritos a algum tempo atrás mas sempre os engavetando, inacabados. No entanto, achava que seus livros de assuntos diversos seriam sua verdadeira vocação. Espera ter clareza e empatia e que possa vir a cativar leitores de todas as idades. Com escritos, repletos de insights perspicazes e uma linguagem acessível, espera que venham a ser guias valiosos para aqueles em buscam de compreensão e inspiração. Espera que sua jornada como escritor seja uma celebração da curiosidade intelectual e da capacidade de transformar a complexidade do mundo em palavras que ressoam no coração e na mente de seus leitores.

XXX\O/XXX